Leben, wir müssen reden!

LEBEN, WIR MÜSSEN REDEN!

Mit viel Mut das Leben nach einer Hirnblutung meistern.

Ruth Wieser

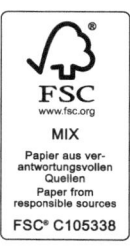

Bibliografische Information der Deutschen Nationalbibliothek: Die Deutsche National-bibliothek verzeichnet diese Publikation in der Deutschen Nationalbibliografie; detaillierte bibliografische Daten sind im Internet über dnb.dnb.de abrufbar.

Herstellung und Verlag
BoD – Books on Demand, Norderstedt

ISBN
978-3-7597-0532-7

Für alle Betroffenen und ihre Angehörigen.

Inhalt

Prolog

«Die wahre Stärke eines Menschen zeigt sich nicht darin, wie gut er in der Lage ist zu gehen, sondern wie er mit Halbseitenlähmung umgeht und dennoch weiter voranschreitet.»

Unbekannt

Eine Hirnblutung ist, als zöge man einen Stecker, nur anders. Wenn du diese Zeilen liest und du zu den Betroffenen gehörst, hast du schon mal die erste Hürde überstanden.
Du hast überlebt!
Ich weiss, darüber sind nicht alle glücklich. Aber wenn du es nicht überlebt hättest, wäre die Chance, die du jetzt hast, nicht da. Nutze sie! Auch wenn es jetzt mühsam und anstrengend wird. Ich will es auch gar nicht schönreden, denn es ist harte Arbeit. Zusätzlich brauchst du viel Geduld – vor allen Dingen mit dir selbst. Jetzt geht es an die Arbeit, deinem Körper seine Funktionen wieder zurückzugeben. Du wirst vieles neu lernen müssen, um dir einen Teil der Funktionalität deines Körpers zurückzuerobern.

Dieses Buch ist mein Herzensprojekt und es soll dir vor allen Dingen Mut machen.

Auch ein Leben mit vielen Einschränkungen ist absolut lebenswert. Oft heisst Einschränkung auch Entschleunigung, was vielen Menschen guttäte. Es kann doch nicht unser Ziel sein, tausend Dinge auf einmal zu tun und ständig auf der Überholspur zu leben.

Du siehst so doch die schönen Blumen am Wegrand gar nicht mehr, was wirklich schade wäre, oder?

Dieses Buch soll dir Hilfestellung geben in einem Alltag, der sich neu formen muss. Ich will dir zeigen, dass du mit deinen neuen Herausforderungen nicht allein bist. Ich zeige dir meinen Weg, meine Hilfsmittel, gebe Tipps und zeige Möglichkeiten auf. Jeder Betroffene muss seinen eigenen Weg finden und gehen. Aber du bist nicht allein. Ich hätte mir damals ein Buch wie dieses gewünscht. Aus diesem Grund ist es jetzt für dich da. Auch deine An-gehörigen können davon profitieren, um dich besser zu verstehen, denn sie trifft es ebenso hart wie dich selbst. Auch sie befinden sich erstmalig in dieser besonderen Situation.

Aus Gründen der Vereinfachung habe ich bewusst auf das Gendern verzichtet und dieses Buch in der maskulinen Form geschrieben. Alle anderen Geschlechter dürfen sich natürlich in aller Wertschätzung ebenfalls angesprochen fühlen.

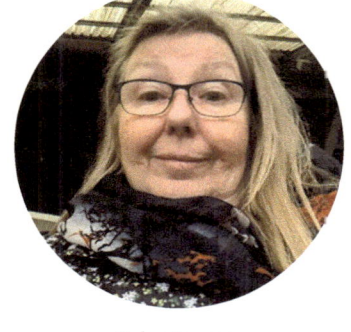

Ich staune.

UND AUF EINMAL IST ALLES ANDERS.

Dieser Morgen im Juli

An jenem Morgen des 10. Juli 2018 hatte ich einen Arzttermin. Bevor ich das Haus verliess, wollte ich noch schnell auf die Toilette gehen. Das Abreissen des Toilettenpapiers gestaltete sich ganz plötzlich als eine gigantische Herausforderung: Das Papier zwischen Zeigefinger und Daumen wollte einfach nicht halten. Na ja, dachte ich, dann lege ich eben meine linke Hand auf die Rolle, um sie zu bremsen und reisse das Papier mit der rechten Hand ab. Doch das ging auch nicht. Ich registrierte das und war noch relativ emotionslos. Ich begriff nicht, was geschah. Alles erschien mir sehr verlangsamt und trotzdem wusste ich nicht, was mit mir plötzlich los war.
Inzwischen war meine linke Seite so stark gelähmt, dass das Sitzen nicht mehr möglich war und ich von der Toilette fiel. So hat mich nach Minuten mein Mann gefunden. „Du sprichst so undeutlich", sagte er nur zu mir. „Ich rufe einen Krankenwagen."
Alles war ein wenig kompliziert, wie mir mein Mann später erzählte. Wir wohnen in einem

alten Bauernhaus mit einer schmalen, steilen Treppe nach unten zum Ausgang. Ich war zu diesem Zeitpunkt gerade im Obergeschoss und zum Glück hatten die Rettungsfahrer noch einen dritten Mann dabei, sonst hätten sie die Feuerwehr rufen müssen. Also mit Glück im Unglück kam ich schnell und gut im Krankenwagen an. Anscheinend war mein Humor nicht verschwunden, denn ich bat den Fahrer um einen Gefallen: Wenn ich schon Krankenwagen fahren muss, dann doch bitte mit Martinshorn. Er schmunzelte und tat mir den Gefallen und so fuhren wir morgens um sieben Uhr lautstark durch unser 1600-Seelen-Dorf.

Einfach nur Loslassen

«Nur im Dunkeln sieht man die Sterne.»
Martin Luther King

Denke ich heute an diese Minuten zurück, kommt es mir vor, als wäre ein Schalter umge-

legt worden: Licht aus! Alles dunkel. Ich hatte
bislang keinerlei Erfahrungen mit Schlagan-
fällen oder Hirnblutungen. Zum Glück!
Aber jetzt holte es mich ein. In meiner Erinnerung ist ganz präsent, dass ich, nachdem ich
von der Toilette gefallen war, immer aufstehen wollte und mein Mann sagte dauernd: „Du
kannst nicht aufstehen." Darauf erwiderte ich
stur, dass ich dann wenigstens sitzen wollte.
Aber auch das ging nicht. Ich fühlte mich so
hilflos. Ich wusste, es war etwas passiert, aber
ich konnte es nicht einordnen, wusste nicht,
was los war.
Ich wusste intuitiv, wenn ich mich jetzt still
verhalte, mich nicht bewege, bin ich tot. Zu-
mindest kam es mir so vor. Ich hatte keine
Nahtod Erfahrung. Ich war meistens im Hier
und Jetzt. Das änderte sich allerdings beim
Transport.
Ich bekam nicht viel mit ausser, dass ich
mehrmals entscheiden durfte, ob ich bleiben oder gehen will. Als ich das erste Mal
entscheiden durfte, habe ich mich ziemlich
klar gefühlt. Ich habe deutlich gespürt, dass
beides in Ordnung wäre. Es war eine unglaub-

liche Ruhe in mir. Ich hatte es mir ganz anders vorgestellt, wie es ist zu sterben. Sterben ohne Schmerzen kann schön sein. Einfach loslassen. Heute glaube ich, dass ich mit dem Hierbleiben eine Aufgabe übernommen habe, die ich jetzt zu erfüllen versuche. Es liegt mir am Herzen, dieses Buch zu schreiben und damit dir und deinen Angehörigen Mut zu machen. Aber eins nach dem anderen. Es war ein langer Weg und ist es noch.

Eine lange Zeit wusste ich nicht, was mit mir geschehen war. In dieser Situation habe ich mich so hilflos gefühlt und war einfach nur froh, dass ich so ein gutes Umfeld und liebe Menschen um mich hatte.

Ein kleiner Rückblick aus heutiger Sicht

Das Jahr hatte so schön begonnen: Silvester feierten wir in Baden-Baden. Anlässlich des Geburtstags von Frank, meinem Mann, besuchten wir seine Tante Anke und ihren Mann Helmut in Frankfurt. Im Mai spazierten wir stundenlang den Strand der Nordseeinsel Juist entlang. Kurze Zeit später, im Juni, traten wir die Reise auf einem der Postschiffe der Hurtigruten an. Dies war ein Geschenk von Franks Firma zum 40-jährigen Jubiläum. Dann, am 10. Juli, vier Tage nach der Rückkehr aus Norwegen, wo es unheimlich schön gewesen war, hatte ich die zuvor beschriebene Hirnblutung. Seitdem bin ich linksseitig gelähmt, lerne wieder laufen und auch alles, was ich schon einmal konnte: das Schuhe binden, Kochen, Handarbeiten, Autofahren und so vieles mehr.

Heute denke ich manchmal: Welch ein Glück, dass wir das alles gemacht haben.

Eine Woche Klinik

Eine Woche war ich in der Klinik. Aus dieser Zeit kann ich nicht viel berichten. Zu sehr war ich damals mit mir beschäftigt. Ich fühlte mich, als wäre ich in einem anderen Leben erwacht.

Ich bekam in dieser Zeit im Krankenhaus sehr viel Besuch. Mein Sprachvermögen war, bis auf die Zeit zu Hause, nicht eingeschränkt. Ich freute mich über den Besuch. Er lenkte mich ab und ich vergass in dieser Zeit meine Situation.

Irritierend war für mich, dass ich die Menschen, die auf der linken Seite meines Bettes standen, gar nicht wahrnahm. Erst wenn sie etwas sagten, bemerkte ich sie. Durch einen Neglect war dieser Bereich für mich nicht existent.

Ein Neglect ist eine Aufmerksamkeitsstörung. Der Betroffene vernachlässigt dabei eine Körperhälfte. Er nimmt Sinnesinformationen auf dieser Seite nicht mehr wahr, obwohl die Augen oder die anderen Sinne funktionieren (siehe Glossar).

Ein weiterer, sehr gewöhnungsbedürftiger Punkt war der Katheter, den man gelegt hatte. Ich empfand ihn als sehr unangenehm und er schmerzte. Auf meine Bitte hin wurde er entfernt. Die Alternative war, bis auf die

Schmerzen, nicht viel besser. Man wechselte zu Windeln. Dies ist ein Thema, das sicher selten angesprochen wird. Als betroffener Patient muss man sich damit allerdings auseinandersetzen.

Noch immer wird das Thema Inkontinenz kaum bis gar nicht zur Sprache gebracht. Aber es gehört einfach dazu und ist so wichtig. Ich erinnere mich, dass ich mich zu Beginn sehr geschämt habe. Wenn einem der halbe Körper nicht mehr gehorcht, werden auch diese Muskeln von einem Hirnschlag nicht verschont.

Inkontinenz ist oder kann die Folge sein und es muss nichts geschönt, verschwiegen oder tabuisiert werden.

Heute ist es so, dass ich immer noch sicherheitshalber auf Windeln zurückgreife, wenn ich länger unterwegs sein werde, ohne eine Toilette in der Nähe zu haben. Das ist immer noch angenehmer als einzunässen.

Denk immer daran: Schäm dich nicht für etwas, wofür du nichts kannst.

MEIN WEG: HOLPRIG, ABER SCHRITT FUR SCHRITT

Tagebuch aus der ersten Rehabilitation

Am 17. Juli 2018 kam ich aus dem Krankenhaus in die Reha-Klinik.
Ich habe damals Tagebuch geführt. Zu Beginn konnte ich noch nicht schreiben. Alles
war mühsam, da ich nur eine Hand bewegen
konnte. Ich habe den Text weitestgehend so
gelassen, wie ich ihn damals aufgeschrie-
ben habe. Mir geht es darum, dass du siehst,
dass es mir, trotz der vielen lieben Menschen
um mich herum, sehr oft nicht gut ging. Man
muss manche Täler durchschreiten, bevor es
bergauf geht. Verlier nie deine Zuversicht und
den Glauben, dass es dir wieder besser gehen
wird.

Sonntag, 2. September 2018
Jann, mein Sohn hat in der Cafeteria gewar-
tet und ich habe mich unglaublich gefreut,
ihn zu sehen. In den letzten Tagen muss ich
ganz oft weinen – zum Teil aus Freude und
zum Teil, weil ich traurig bin. Frauen, die mich
besuchen, sagen, dass sie mich bis jetzt als

ganz starke Frau gesehen haben. Wie definiert unsere heutige Gesellschaft «stark»? Das ist auch etwas, was uns in unserer Jugend abtrainiert wurde. Der Grund: Das Weinen zeigt Schwäche. Aber Ist es wirklich schwach, wenn Emotionen gezeigt werden? Dürfen, wie in dieser Zeit bei mir vermehrt, keine Tränen fliessen?

Montag, 3. September 2018
Der Arzt war da. Die Botschaft lautete, dass die Krankenkasse die Kostenübernahme bis zum 29. September verlängert. Riesenkoller – bin nur noch am Weinen. Jetzt bin ich seit sieben Wochen in der Reha. Ein Spital-Koller ist mir bekannt. Diesmal ist es schlimmer. Bislang habe ich jetzt wirklich tapfer durchgehalten.

Mittwoch,5. September 2018
Das erste Mal habe ich wieder eigene Unterhosen an. Das ist ein ganz winziges Stück Normalität. Allerdings hat die der Pfleger gerade weggeworfen, weil er der Meinung ist, sie seien zu klein. Frank, mein Mann war gestern da, nachdem ich ihn am Montag angerufen

und nur geweint habe. Er hat mich aufgefangen sowie meine Reha-Familie Nicole, Lidia, Marina und Therese. Es gibt solche Zeiten.

Sonntag, 9. September 2018

Es ist fast eine Woche her, dass ich den ganzen Tag geweint habe. Frank hat mir einen Tag ausser Haus organisiert. Essen im Restaurant. Brücke in Hagneck. Danach bei Wale und Maria noch einen Kaffee getrunken. (Zur Erklärung: Dies war in meinem Zustand etwas ganz Besonderes. Wale oder Walter ist mein ältester Bruder und er lebt in unserem Elternhaus.) Jetzt bin ich richtig müde.

Montag, 10. September 2018

Es sind jetzt genau zwei Monate oder acht Wochen seit Beginn meiner Invalidität. Eine Woche im Spital, den Rest hier in der Reha Rheinfelden. Ich kann schon ein bisschen stehen. Die Hand schläft aber noch. Ich versuche, im Hirn jeden Finger einzeln mit dem Daumen zusammenzubringen.

Montag, 24. September 2018

Samstag waren Nathalie und Jann mit meinen Enkelkindern Noel und Luana sowie Tamara da. Sonntag haben Frank und meine Schwester mich besucht.

Mir fehlt meine Kreativität extrem. Ich habe heute mit Susanne darüber gesprochen. (Erklärung: Ich habe Susanne in der Reha kennengelernt. Wir haben uns gleich sehr gut verstanden, da wir beide eine Hirnblutung «aus dem Nichts» hatten.) Wenn ich etwas Kreatives tun kann, dann will ich es so gut machen, dass ich es auch verkaufen könnte. Ich mag keine halben Sachen und habe einen gewissen Anspruch an mich selbst. Jetzt muss ich mich an ein anderes Niveau gewöhnen. (Erklärung: Es gab in der Klinik eine Ecke mit kreativen Dingen, die wir nutzen konnten. Ich hätte so gern etwas gemacht, aber es scheiterte schon daran, dass ich die Boxen nicht mal öffnen konnte.)

Gebet

Jetzt dürfte ein Wunder geschehen. Wenn ich wählen darf, würde ich mich über Nacht wieder so herstellen, wie ich vor dem 10. Juli 2018 war.

Montag, 1. Oktober 2018

Ich habe mir den Film angesehen, den die Patientenunterhalterinnen ausgesucht hatten. Ich muss mit dem Rollstuhl immer gebracht und abgeholt werden, weil ich nicht selbst fahren kann. Bei einer Hemiparese, also einer halbseitigen Lähmung, ist auch der Arm betroffen. Bei mir ist also nur der rechte Arm verfügbar. Damit fährst du im Rollstuhl nur im Kreis.

Sonntag, 7. Oktober 2018

Heute habe ich zum ersten Mal mein Handy selbst zum Laden eingesteckt. Es war ein schwieriges Unterfangen. Seit letzten Donnerstag gehe ich mit einer Gehhilfe zu Fuss und mit Stock ins Bad. Ziehe mein Oberteil fast allein an. Gerne würde ich Ende Oktober so wiederhergestellt sein, dass ich nach Hause kann. Heute Nachmittag fuhr mich Frank im Rollstuhl nach Rheinfelden. Dort war Herbstmarkt. Es war ein richtig schöner Sonntag, um auf andere Gedanken zu kommen. Ein bisschen genervt bin ich von der Pflege, die mir alles aus der Hand nehmen, was gerade nicht schnell genug geht. Es dauert halt etwas länger, wenn ich zum Beispiel die Zahnpastatube schliessen will.

Sonntag, 28. Oktober 2018

Ich habe schon lange nicht mehr geschrieben. Es sind die ersten Regentage seit Monaten. Ich stehe am Fenster und atme die nasskalte Luft ein. Draussen regnet es. Einen kurzen Moment denke ich, dass das auch zur Normalität gehört. Da taucht gerade der nächste Gedanke auf: Weiss ich denn noch, was «Normalität» für mich bedeutet? Was brauche ich? Was will ich? Früher habe ich mir nicht mal Gedanken darüber gemacht, wie ich ein Taschentuch mit beiden Händen aus der Verpackung nehme.

Dienstag, 30. Oktober 2018

Meine schwierige Zeit. Ich bin mit meiner schwierigen Zeit auf der Zielgerade. Mit meinen bisherigen Zimmergenossinnen von 18 bis 80 Jahren war alles sehr entspannt. Die fünfte

Zimmergenossin war allerdings Stress pur. Ich glaube, sie hatte albanische Wurzeln, und die vielen Menschen, die ständig im Zimmer waren, waren mir zu viel. Es war keine Kommunikation vorhanden und es kam mir vor, wie bezahlte Ferien zum Schlafen und Telefonieren. Für mich ein Grund mehr, um nach Hause zu gehen. Seit einer Woche habe ich sehr viele Therapien. Ich kann vermutlich nach viereinhalb Monaten Ende November nach Hause gehen. Ich glaube, dass sie mir das Beste mitgeben wollen, was sie zu bieten haben.

Mittwoch, 31. Oktober 2018
Vor einer Woche sagte ich, dass ich an dem Tag, an dem ich allein auf die Toilette gehen kann, ich ein grosses Kreuz in den Kalender mache. Heute war es so weit! Das Kreuz kann ich machen.

Donnerstag, 1. November 2018
Ich weiss nicht, wie oft ich mich in diesen 18 Wochen in den Schlaf geweint habe und Heimweh hatte.

Trauerphasen

Vielleicht sind dir die Trauerphasen nach Küb-ler-Ross und in dem Kontext bekannt, wenn jemand stirbt.
Aber auch bei einer massiven Änderung deines Lebens gehst du durch diese Phasen.
In deinem oder auch meinem Fall habe ich quasi mein altes Leben beerdigt.
Und glaub nicht, dass das leicht geht – und schnell schon gar nicht.

Während meines ersten Reha-Aufenthaltes wurde ich oft gefragt: «Haben Sie sich nie ge-fragt, ‹Warum gerade ich? › ?»
Das habe ich mich tatsächlich nie gefragt, denn wen sonst hätte es treffen mögen? Es ist ja etwas passiert, was man seinem ärgsten Feind nicht wünscht. Ich dachte meistens nur: «Was soll die Frage?», bis ich das Modell der fünf Trauerphasen nach Kübler-Ross kennen-lernte.
Am Anfang will man das Geschehene nicht wahrhaben. Als Nächstes kommt Wut. Hier vielleicht doch die Frage: «Warum ich?». Da-

nach verhandeln wir – meistens mit Gott. Und als Nächstes versinkt man wie in einem Loch. Und letztendlich muss man dann doch die Realität akzeptieren. Es ist ein Weg.

Beim mehrmaligen Durchlesen habe ich gemerkt, dass zwischendurch wieder eine Welle der Trauer über mich hinweg zog. Werden die Abstände irgendwann größer?

Dies sind die fünf Phasen der Trauer und der emotionale Umgang damit:

1. Verdrängung/Leugnen
2. Wut/Zorn
3. Verhandlung
4. Verzweiflung/Depression
5. Akzeptanz

1. Leugnen oder nicht wahrhaben wollen. Als würde man eine Bettdecke über den Kopf ziehen. Man will sich nicht damit auseinandersetzen.

2. Wut/Zorn
In dieser Phase spürte ich oft Neid bei

mir. Besonders kam dieses Gefühl auf, wenn die Menschen so ungeduldig waren. Ich dachte in diesen Situationen oft: «Wissen die überhaupt, warum sie laufen können?»

3. Das Verhandeln meistens mit Gott in der Kirche oder auch ganz still zu Hause. Ich habe gebetet, dass ein Wunder geschehen möge oder schnellstmögliche Heilung. Hier geht es um den Verlust der Kontrolle über den eigenen Körper bzw. Körperteile. Bei mir ist es der halbe Körper, der nicht mehr so gehorcht wie vorher.

4. Verzweiflung/Depression
Es kommt die Frage auf, was man anders hätte machen können, damit es nicht so weit kommen musste.

5. Die Akzeptanz
Das ist die emotionsloseste Phase. Hier hat man Schmerz, Hoffnung und Wut hinter sich gelassen. Heisst oft auch

Resignation. Man fügt sich oder gibt sich der Situation hin.

MEIN WEG: HINGABE

Unser Körper ist phänomenal

«Halbseitenlähmung kann den Körper beein-
flussen, aber sie kann niemals die Stärke des
Geistes überwinden.»

Unbekannt

Unser Körper ist phänomenal. Wenn etwas
ausfällt, versucht er, es so gut wie möglich zu
kompensieren.

Um ein wenig Kraft in meiner linken Hand
aufzubauen, übe ich zum Beispiel, etwas zu
halten. In diesen Situationen reagiert meine
rechte Hand fast eifersüchtig und nimmt es
der linken weg. Als wollte sie sagen: «Lass das.
Ich kann es besser und schneller.»Weil meine rechte Seite sofort übernimmt, hat meine
Ergotherapeutin sehr viel zu tun. Mein rechtes
Handgelenk und der Daumen sind dauernd
überlastet. Ich brauche sie ständig, wenn ich
etwas festhalten möchte.

Es fällt mir auch nicht leicht, einzelne Körperteile zu bewegen. Meine Fitnesstrainerin sagt
oft zu mir: «Nur das Fußgelenk bitte. Dies ist
keine Ganzkörperübung.»

Ich bin meinem Körper so dankbar, dass er sich jeden Tag auf Höchstleistungen einlässt und unendliche Kraft an den Tag legt, wo sie gebraucht wird.

Leben mit einer Behinderung

«Der grösste Ruhm des Lebens besteht nicht darin, niemals zu scheitern, sondern jedes Mal wieder aufzustehen, wenn du scheiterst.»

Nelson Mandela

Das Leben mit einer Behinderung ist für niemanden einfach. Vor meiner Hirnblutung kochte ich für 120 Personen und mehr. Heute kann ich in meiner Küche nicht einmal mehr für zwei Personen kochen. Das Gefühl des Nicht-mehr-gebraucht-Werdens im Alter hat sich bei mir gewandelt in Zu-nichts-mehr-zu-gebrauchen-sein. Das ist hart.

Beim Einkaufen habe ich manchmal das Gefühl, dass die Menschen am liebsten über meinen Rollstuhl klettern würden, um ihren Weg abzukürzen. Nicht vergebens schreibt Ex-Comedy-Star Gaby Köster über ihren Schlaganfall: «Zuerst bekommst du einen Schlag und hinterher einen Anfall.» Andererseits möchte ich auch kein Mitleid. Damit kann ich nichts anfangen. Ich möchte nur, dass die Menschen nachdenken und sich nicht von einem Ort zum anderen bewegen, als wären sie Zombies. Die Welt ist voller Hektik und wenig Mitgefühl und Empathie.

Aber es gibt auch viele tolle Menschen, die gern helfen.

Es kann jeden treffen – auch die, die gesund leben. Wenn es dich dann erwischt, verstehst du im ersten Moment die Welt nicht mehr. Es ist, als würde sich die Erde rückwärts drehen. In meinem aktuellen Umfeld gibt es einige, die mit ihrem Schicksal sehr hadern. Ein Mann äusserte sich so: «Ich weiss nicht, ob es gut war, dass ich überlebt habe. Ich glaube, es wäre besser gewesen, wenn's gleich fertig gewesen wäre.» Weiter bekomme ich etwa zu hören: «Weisst du, was ich manchmal denke? Es wäre besser, wenn ich tot wäre.» oder sie haben sogar eine Exit-Mitgliedschaft unterschrieben. Exit ist die Sterbehilfe in der Schweiz.

Es gibt aber auch die anderen Fälle, bei denen es kaum Hoffnung gegeben hat und die nicht so glimpflich abgelaufen sind: Am Morgen eine Hirnblutung erlitten und erst am Abend von der Freundin gefunden. Diese Betroffenen haben nur eine minimale Über-lebenschance. Trotzdem sind diese Menschen voller Lebensmut. Mit Freuden zeigen sie dir, was körperlich schon wieder geht. Wow, wenn du das siehst, das ist so berührend und macht Mut.

Leben, wir müssen reden

«Manchmal hält man alle Asse in der Hand – doch das Leben spielt Schach.»
Lebensweisheit, Verfasser unbekannt

Ich danke dir, dass du mich die letzten 61 Jah-re begleitet hast. Du hast vor allem in jungen Jahren über einige Sünden hinweggesehen, wie etwa Alkoholexzesse oder das Rauchen. Letzteres habe ich erst im Februar 2018 aufgegeben. Manchmal denke ich, dass du jetzt einfach genug hattest. Vielleicht willst du mir zeigen, dass es im Leben auch anders geht. Darum hast du vielleicht die Reset-Taste gedrückt. Quasi ein Neustart. Tatsächlich musste ich vieles neu lernen: sitzen, essen, laufen. Das Neu-sprechen-lernen-müssen hast du mir erspart. Dafür bin ich dir sehr dankbar. Jetzt gebe ich seit vielen Monaten alles, um einigermassen wieder an mein altes Leben anzuknüpfen. Allerdings zu anderen Bedingungen. Du legst die Regeln fest.

Du hast mir auch gezeigt, wie sehr mein Mann mich liebt. Er wäscht, er kocht, er fährt mich überall hin und ist sehr liebevoll zu mir. Ich hätte das alles schon viel früher erkennen können, wenn ich mein Ego nur ein wenig zurückgepfiffen hätte.

Momentan brauche ich deine Unterstützung, um meine Lebensfreude zurückzugewinnen. Das Leben ist schön, von einfach war nie die Rede!

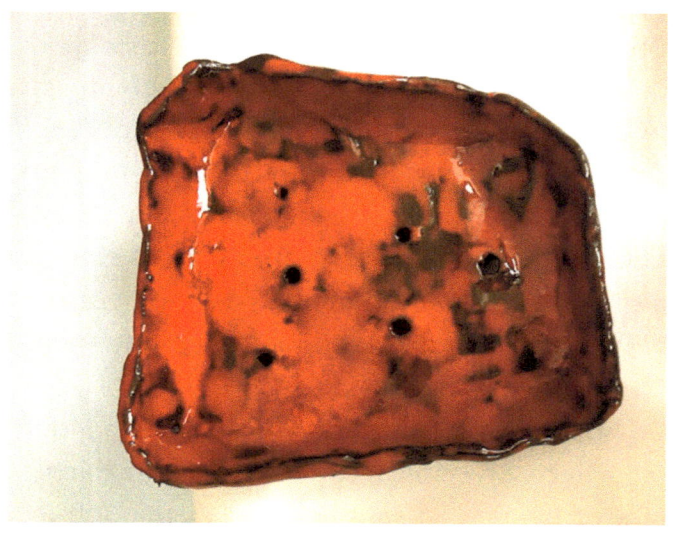

Getöpferte Seifenschale

Gestern in der Reha durfte ich meine Kreativität ein wenig ausleben. Das hat mir richtig gutgetan. Ich habe eine Seifenschale getöpfert.

Und ich brauche deine Hilfe, damit du mir zeigst, wo du mich haben willst. Was kann ich tun? Womit kann ich dienen?
Ich kann mich noch an folgende Situation erinnern: Am 15. März 2019 habe ich mich in der Küche zum ersten Mal nützlich gemacht. Ich habe Karotten und Brokkoli geschnitten und gekocht. Am Tag darauf gab es Gemüsesuppe. Also hiess es wieder Gemüse schneiden – aber viel kleiner als am Tag vorher. Mithilfe eines Nagelbrettchens konnte ich diese Herausforderung gut bewältigen.
Ein Nagelbrettchen ist ein Frühstücksbrett mit kleinen Nägeln, die nach oben herausragen. Je nach Bedarf kann ich das Brot darauf stecken, damit es gehalten wird, wenn ich noch Butter und Marmelade drauf streichen will.
Es gibt viele kleine Brücken und Hilfsmittel im Alltag. Letztendlich geht es um die Erkenntnis, dass du entscheidest, was dir am besten hilft.

Sich selbst aushalten in der Abhängigkeit

«Es ist nicht der Zustand, in dem wir uns befinden, der unser Schicksal bestimmt, sondern die Art und Weise, wie wir darauf reagieren.»
Jeffrey Fry

Ein paar Worte zu den Angehörigen, die meinen größten Respekt haben. Sie sind ebenfalls von einer Minute auf die andere mit einer neuen, sehr herausfordernden Situation konfrontiert. Sie übernehmen oft so viel und müssen dabei ihre eigenen Bedürfnisse immer wieder zurückstecken. In vielen Situationen kann die Haut auf beiden Seiten schon dünner werden. Dies nicht zuletzt auch, weil man oft zusammen ist und mehr oder weniger keine Ausweichmöglichkeiten hat.
Mein Mann zum Beispiel arbeitete den ganzen Tag und nach Feierabend übernahm er noch meinen Part im Haushalt. Etwas entspannter ist es für ihn seit Januar 2022, als er pensioniert wurde.

Die Kunst ist, den Kampfgeist jeden Tag aufs
Neue anzufachen.

Stell dir vor, du hast dich auf den Weg gemacht. Du gehst wandern und hast in deinem
Rucksack unter anderem eine Wurst. Ein klei-
nes Hüngerlein schleicht sich an und du willst
ein Feuer machen, um deine Wurst zu braten.
Manchmal ist das Holz dafür zu nass oder
manchmal gibt es gar kein Holz in der Nähe.
Genauso ist es in letzter Zeit oft mit meinem
Kampffeuer nach Monaten voller Kampfgeist:
Manchmal ist mein Kampfgeist einfach da
und manche Male muss ich ihn herbeizaubern.
Aber wie mache ich das? Ich erinnere mich
an die Zeit, als alles noch ganz frisch war. Ich
konnte nichts – und mit «nichts» meine ich
wirklich «nichts». Ich konnte nicht mal allein
sitzen. Allein zu stehen – davon konnte ich nur
träumen.

Jetzt, wo ich bereits wieder ein wenig gehen kann – nach gut zwei Monaten ein paar
Schritte, sogar ohne Stock! – frage ich mich
oft, wie ich die Sache mit dem Kampfgeist
bloss geschafft habe. Wie habe ich mich
immer wieder aufraffen können, jeden Tag zu

probieren, auch wenn es nicht ging? Und das mit grosser Achtsamkeit, damit ich ja nicht falle und mir nicht auch noch den Arm oder das Bein breche.

Ich habe weitergemacht. Manchmal ohne viel nachzudenken. Einfach weitergemacht.

Mein Rat in dieser Sache ist: Mach genau so viel, wie du kannst. Nicht mehr, aber auch nicht weniger. Es müssen nicht alle zur Kategorie «Kampfsau» gehören, um Grosses zu bewirken. Achtsamkeit ist mindestens ebenso wichtig. Ich habe auch viel gebetet. Ganz oft habe ich einfach nur gebetet: «Bitte halte mich.» Und ebenso oft hatte ich das Gefühl, dass mich jemand in prekären Situationen hält.

Manchmal aber ist es gar nicht so einfach, den Fokus auf das Positive zu richten. Hab Geduld mit dir selbst. Und gestehe dir auch diese Zeiten zu. Nur versinke nicht darin.

Atme durch und mach weiter, sonst gerätst du in eine Negativspirale.

Atme, bete und glaub an dich.

Therapeuten

«Halbseitenlähmung mag eine physische Herausforderung sein, aber sie kann niemals die
Entschlossenheit und den Mut eines Menschen
besiegen.»

Unbekannt

Therapien bestimmen jetzt mein Leben. Es
geht von der Physio- in die Ergotherapie und
von dort in die TCM (Traditionelle Chinesische
Medizin). Und das ist gut so. Es tut mir gut. Es
gibt Fortschritte und die Ergotherapie macht
mir Freude. Leider habe ich nur einmal pro
Woche einen Termin dort.

Falls die Chemie zwischen dir und deinem
Therapeuten nicht stimmt, frag dich zuerst
warum? An wem liegt es? Hast du diesen
Punkt ehrlich für dich geklärt und es geht immer noch nicht, wechsle unbedingt zu einem
anderen Therapeuten! Es ist eine Vertrauens-
sache und man muss die gleiche Sprache
sprechen. Die ganze Anstrengung bringt dir
sonst nichts.

Eines aber darfst du dabei nicht vergessen:

Es ist nicht der Therapeut, der dich heilt oder dir Ziele setzt. Das kannst nur du selbst. Du kannst schliesslich auch nicht einfach zum Arzt gehen und von ihm verlangen: «Mach mich gesund!» Der Arzt kann dich nicht gesund machen. Er kann dir höchstens sagen, wie das Heilwerden funktionieren könnte. Darum: Bleib dran! Du bist der einzige Mensch, der weiss, was dir guttut und wie du deine Dilemmata lösen kannst.

Ich gebe dir noch ein Beispiel für das Wechseln eines Therapeuten. Mein zweiter Ergotherapeut sagte ganz unverfroren zu mir: «Da wird sich nichts mehr verbessern. Da können wir höchstens noch erhalten, was noch da ist.» Ein Therapeut mit so negativer Einstellung wird dir nicht helfen, etwas zu verbessern. Es gibt Möglichkeiten, dies mit anderen Worten auszudrücken, dass man sich nicht aller Hoffnung beraubt fühlt. Durch solche Worte verliert man jeden Mut und in meinen Augen sind solche Therapeuten am falschen Platz.

Die Ergotherapeutin, die ich jetzt seit ca. zwei Jahren habe, ist eine wunderbare Frau. Wir arbeiten zusammen und wir lachen zusammen. Ich würde sie vermissen, wenn ich nicht mehr hingehen dürfte. Diesen Satz geniesse ich mit Vorsicht, denn eigentlich bin ich ja froh, wenn ich sie eines Tages nicht mehr brauche.

Was mir geholfen hat/ Bewältigungsstrategien

Die meisten Menschen haben nach einem Schlaganfall oder einer Hirnblutung einen Neglect. Wie schon erwähnt, ist ein Neglect eine Aufmerksamkeitsstörung. Der Betroffene vernachlässigt dabei eine Körperhälfte. Er nimmt Sinnesinformationen auf dieser Seite nicht mehr wahr, obwohl die Augen oder die anderen Sinne funktionieren (siehe Glossar). Als ich das registrierte, war es ziemlich hart. Das zeigte sich z. B. in folgender Situation: Ich lag noch im Spital. Wenn ich Besuch hatte und jemand auf der linken Seite meines Bettes stand, ignorierte ich diese Person. Für mich war sie schlichtweg einfach nicht da. Ich sah sie nicht.

Als mir dies bewusst wurde, war mir sofort klar, dass ich das in den Griff bekommen musste. Andernfalls würde es schwierig, wenn nicht unmöglich, wieder Auto zu fahren. Also fragte ich die Therapeuten in der ersten Reha, was ich machen kann, um diese Wahrnehmungsänderung zu verbessern. Fast alle Antworten waren gleich. Ich sollte viel lesen und immer ganz links über den Seitenrand hinaus, damit wirklich alles wahrgenommen wird.

Also las ich, was mich momentan am meisten interessierte: Wie ist es anderen Menschen mit einem Schlaganfall oder einer Hirnblutung ergangen. Wie sind sie zurechtgekommen? Was hat ihnen geholfen? Und vor allem – Wie geht es ihnen heute?

Im Anhang findest du unter den Literaturtipps eine kleine Auswahl der Bücher, die ich als etwas Besonderes empfunden habe.

Ich bin nicht sehr viel in den sozialen Medien unterwegs. Aber ich habe die Facebook-Gruppe «Schlaganfall Erfolgserlebnisse» von und mit Sabine Link, Deutschland, Ergotherapie & Coaching und ihr Programm entdeckt.

Zur Entspannung habe ich beispielsweise die Meditation gelernt und angewendet.
Schau dich um. Hör dich um. Suche im Internet und stell Fragen, wo immer es sich ergibt. Welche Wirkung haben mache Dinge? Wenn ich das mache, für was ist das gut? Zum Beispiel wusste ich anfangs nicht, warum ich üben sollte, auf einem Bein zu stehen. Später war mir dann klar, dass dies die Voraussetzung ist, Treppen zu steigen, ohne sich festzuhalten.
Heute, sechs Jahre nach der Hirnblutung, bin ich recht zufrieden mit dem, was ich kann.
Ich kann mich wieder allein an- und ausziehen, duschen und Haare waschen. Ich kann sogar wieder allein mit dem Auto in die Therapie fahren. Dies ist ein tolles Gefühl und für mich ein großer Schritt in die Unabhängigkeit, auch wenn es nur kurze Strecken sind.
Die Abhängigkeit hat mich ziemlich gestresst. Auch fühlt es sich nicht gut an, wenn dir Menschen helfen sollen, dich aber behandeln, als

wärst du eine Puppe. Zum Glück kann ich sprechen, ecke aber immer wieder mal an, da ich oft unwirsch werde, wenn man mich «in Watte packen» möchte und mir nichts zutraut.

Man wird in dieser neuen Situation, in der man sich befindet, auch sehr erfinderisch. Ich habe zum Beispiel mit Hilfe von Videos, die ich bei YouTube gefunden habe, gelernt, dass man Schuhe auch mit einer Hand binden kann. Was für eine Erkenntnis. Einfach genial! Hosen mit Gummizug kann ich problemlos allein anziehen.
BHs gibt es auch ohne Verschluss.
Ein Hocker in der Dusche hilft mir, sodass ich sitzen und mit der rechten Hand die Haare waschen kann.

MEIN WEG: AUSBLICK

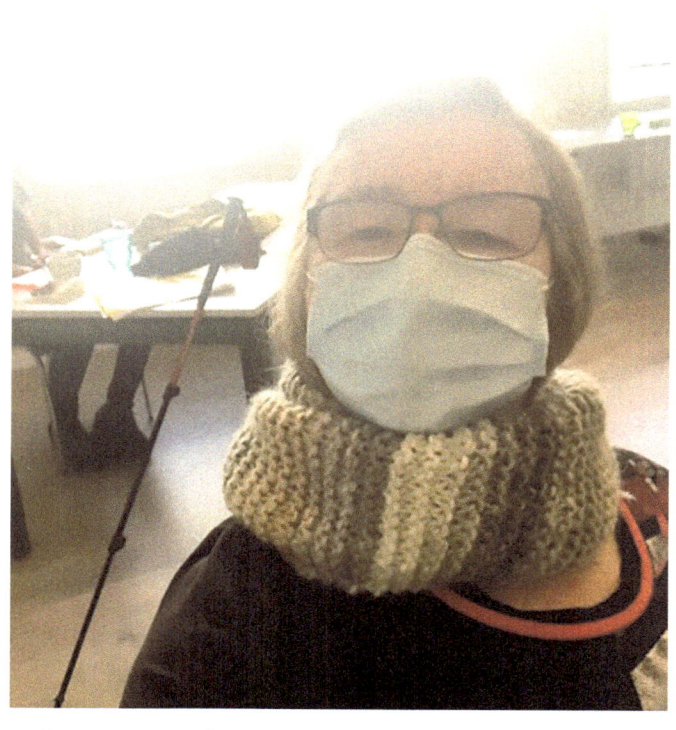

Mein erster gestrickter Schal mit Halbseitenlähmung

Aktivitäten

«In der Mitte unserer Schwäche liegt unsere
größte Stärke.»
Sigmund Freud

Welche Aktivitäten sind möglich? Diese Frage
muss jeder für sich selbst klären. Wichtig ist
vor allem herauszufinden, was dir wichtig ist.
Für mich war es extrem wichtig, dass ich wieder laufen kann, und hey, ich kann es wieder.
Auch habe ich immer sehr gern Handarbeiten
gemacht. Vor allem das Nähen mochte ich.
Da hierbei jedoch die Feinmotorik sehr gefor-
dert ist, habe ich alternativ das Stricken mit
einer Hand gelernt.
Das Autofahren war mir auch sehr wichtig, um
wenigstens einen Teil meiner Unabhängigkeit
zurückzugewinnen. Wir liessen unser Auto um-
bauen und bereits zwei Jahre nach der Hirnblutung durfte und konnte ich wieder fahren.
Malen war ein lang gehegter Traum von mir,
den ich mir erfüllt habe. Lange habe ich mir
eingeredet, dass ich das nicht kann. In der
ersten Reha hatte ich eines Nachts folgenden

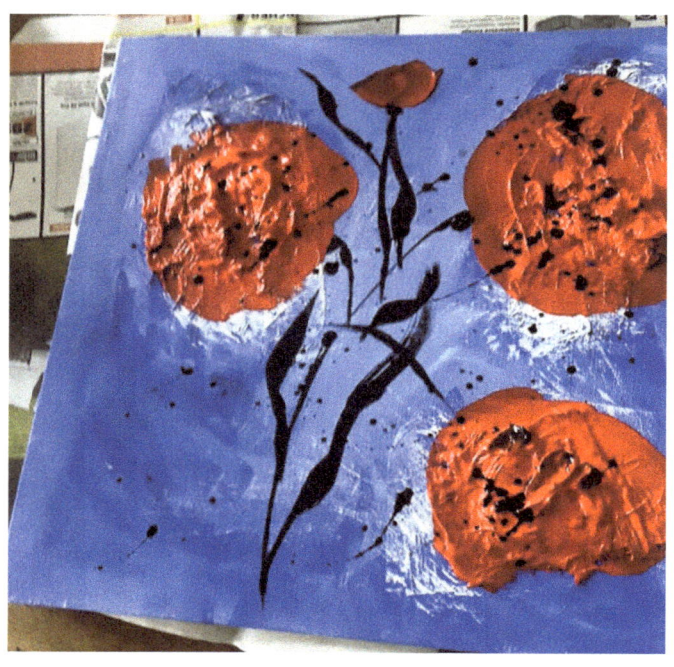

Mein erstes Bild

Traum:
Jemand kam zu mir ans Bett und es fühlte sich sehr real an. Diese Person sagte mir ziemlich laut und vehement: «Wer sagt dir eigentlich, dass du nicht gut genug für dieses oder jenes bist. Nur du allein bist es, die das immer wieder behauptet, niemand sonst.»

Seither versuche ich, einfach weiter Dinge zu realisieren. Dinge wie dieses Buch zu schreiben, zum Beispiel. Ich liess mich, zusätzlich zu meiner Ausbildung als Dipl. System. Coach FSB (2012-2013) als Peer-Coach (Betroffene helfen Betroffenen, siehe auch ab Seite 77) ausbilden. Guido Zäch aus dem Paraplegiker-Zentrum Nottwil/Schweiz (Klinik für Querschnittgelähmte) sagte bei der Zertifikatsfeier, man solle doch nach Möglichkeit schauen, **was noch geht** und nicht nur, **was alles kaputt ist** oder einfach **nicht mehr geht.** Setz dir Ziele und verwirkliche deine Träume.

GLAUB AN DICH!

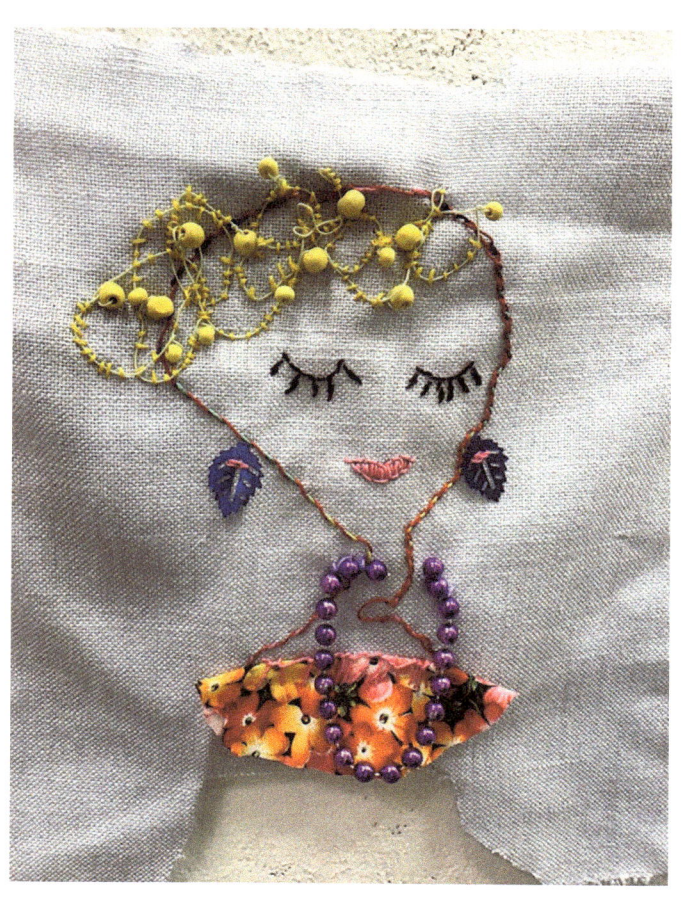

Projekt Sticken

Geduld oder Willensstärke oder vielleicht beides?

«Die größte Entdeckung aller Zeiten ist, dass ein Mensch seine Zukunft ändern kann, indem er seine Einstellung ändert.»

Oprah Winfrey

Den Spruch **«Du musst nur Geduld haben.»** sagte so ziemlich jede Person, mit der ich sprach, mindestens einmal während unserer Unterhaltung zu mir. Diese Worte triggerten mich jedes Mal so sehr nach sechs Monaten, wenn du gefühlt keine sichtbaren Fortschritte machst. «Du musst nur Geduld haben.» Reicht das? Ganz klar nein! Es reicht nicht.
Zutaten, um wieder heil zu werden und zurück ins Leben zu finden sind: Durchhaltevermögen, Wille, eine Prise Geduld, Zeit und Menschen, die dir zeigen, wie es geht. Hier meine ich speziell Physiotherapeuten, Ergotherapeuten, Logopäden und andere. Und was keinesfalls zu vergessen ist, ist ganz viel Selbstliebe. Ohne Selbstliebe geht gar nichts!

Mein Willen ist unheimlich stark. Aber Geduld war nie meine Stärke. Besser als das Wort «Geduld» finde ich die Formulierung «dem Leben Zeit geben». Das kann ich besser annehmen.

Vielleicht brauchst auch du für manches einfach andere Worte. Fühl dich frei, die zu wählen, die dir guttun und dir entsprechen. Alles, was dir in irgendeiner Weise hilft, solltest du in Anspruch nehmen.

Sich gelähmt oder sich erfüllt fühlen?

«Die größte Freiheit, die wir besitzen, liegt darin, die Wahl zu haben, wie wir auf Herausforderungen reagieren.»
Vermutlich von Marilyn Monroe

So viele Gedanken habe ich mir über dieses Thema gemacht. Ich habe überlegt, wo ich mich vielleicht schon früher im Leben selbst gelähmt habe, und kam zu dem Schluss, dass ich schon so einiges machen wollte und nie umgesetzt habe.
Beispielsweise wollte ich schon immer so gern malen und habe mir aber ca. zwanzig Jahre und mehr erfolgreich eingeredet, nicht gut genug dafür zu sein. Mein langjähriges Hobby – das Nähen – hat mich sehr erfüllt. Ich habe für Kunden genäht und geflickt. Ich habe Hosen- und Jackenreissverschlüsse herausgetrennt und neue eingesetzt. An eine Kundin erinnere ich mich besonders gerne. Sie hatte eine Jeans mit so schön dezenten Strassstein-

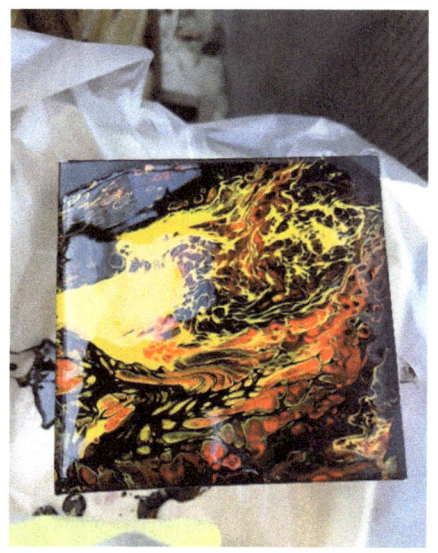

Projekt Farbe fliessen lassen 1

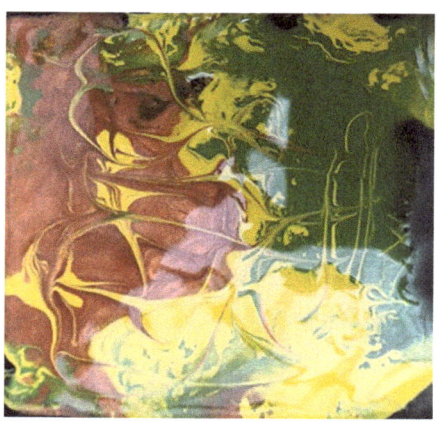

Projekt Farbe fliessen lassen 2

chen an der Seite, aber sie war für sie nicht mehr zu gebrauchen. Da ich die Jeans nicht wegwerfen mochte, nähte ich ihr kurzerhand eine Handtasche daraus. Die strahlenden Augen, die sie damals bei der Übergabe hatte, die werde ich wohl nie wieder vergessen. Das war aber das Einzige, was ich mir zugetraut habe. Alles andere, wie zum Beispiel ein Buch zu schreiben oder etwas Ähnliches, liess ich bleiben.

Ich dachte, dass ich lieber die Finger davonlasse, weil ich es nicht kann. Also habe ich mich ein Leben lang selbst gelähmt, ohne mir dessen wirklich bewusst zu sein. Es gab auch noch die andere Variante, dass ich mich von anderen durch schlechtes Feedback lähmen liess. Wenn man dahinter schaut, sagt dieses Feedback wohl mehr über die Person, die es ausspricht. Aber das durchschaute ich damals noch nicht.

Frauen haben früh gelernt, immer brav und angepasst zu sein. Ja nicht laut werden. Am besten nicht zu reden, vor allem keine eigene Meinung zu haben.

Meine Mutter sagte damals zu mir: «Ich weiss nicht, dass man das so nennt.» Sie kannte den Begriff «Bedürfnisse» nicht. Wir durften keine Bedürfnisse haben. Das stimmte mich damals sehr traurig. Es fühlte sich an, wie ausgebremst zu sein. Nicht leben dürfen, was man möchte. Nicht man selbst sein dürfen aus Angst vor Bestrafung oder mangels Selbstwert. Dieses ganze nicht gelebte Sein richtet sich dann nach innen und irgendwann explodiert alles auf irgendeine Weise.

Die Dankbarkeitsliste

Bist du dankbar? Wenn du jetzt zu den Betroffenen gehörst: Warst du früher dankbar?
Eine Dankbarkeitsliste ist so wertvoll. Sie bringt dich in eine andere Energie und fokussiert auf das Gute. Es ist das geistige Gesetz der Resonanz: Worauf du deine Aufmerksamkeit lenkst, das vermehrt sich, denn die Energie folgt der Aufmerksamkeit.
Schreib mal auf, wofür du dankbar bist.

Fang einfach eine Liste an. Du kannst sie laufend ergänzen oder jeden Tag neu schreiben.

Bei mir sah sie so aus:
Ich bin dankbar für ...

> ... meine Familie und am meisten für meinem Mann.
>
> ... alles, was noch funktioniert.
>
> ... alles, was ich lernen darf und durfte.
>
> ... für alle meine gegenwärtigen Therapeuten.
>
> ... das Stricken mit einer Hand.
>
> ... das Bedienen der Nähmaschine mit einer Hand.

Als Nächstes will ich Häkeln lernen und bin gespannt, wie das geht. Es ist viel mehr möglich, als man zunächst denkt.

Es gibt noch mehr Phänomene bei einem Schlaganfall oder einer Hirnblutung. Manchmal schaltet das Hirn z. B. nicht funktionstüchtige Körperteile aus. Bewusst wird es oft erst, wenn die betroffene Person versucht, ihren Körper zu zeichnen. Bei der Zeichnung fehlt

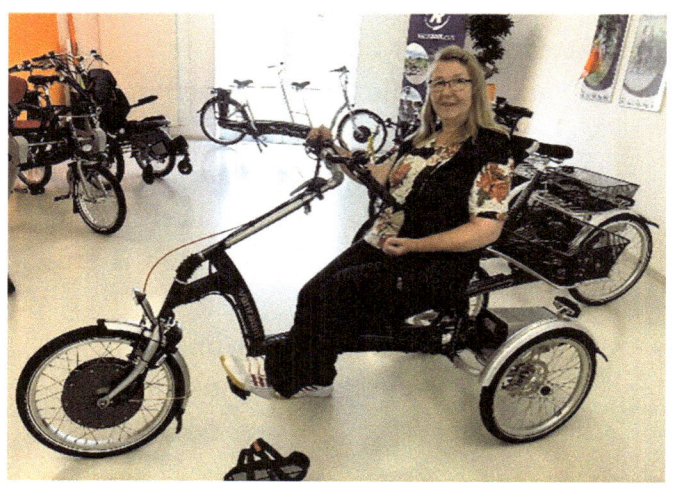

E-Bike mit Dreirad

dann oft ein Arm oder ein Bein.

Was kannst du tun?

Bei einem fehlenden Bein kannst du beispielsweise ein Fusskettchen mit kleinen Glöckchen an das betroffene Fussgelenk binden. Wenn sich das Bein bewegt, läuten die Glöckchen und erwecken deine Aufmerksamkeit – und schon ist das Bein wieder im Bewusstsein. Beim Arm könntest du bei der nicht betroffenen Hand einen Nagellack nehmen, der dir hässlich erscheint. Und bei der betroffenen Hand deine Lieblingsfarbe benutzen.

Oft höre ich Folgendes: «Ich will mein altes Leben zurück.» Aber das vorherige Leben war ja auch im Fluss. Damit meine ich, dass sich dein altes Leben auch in Wellen bewegte. Darum meine Frage: Welchen Teil deines «alten» Lebens willst du zurück?

Oder wo im «vorherigen» Leben willst du einsteigen? Vielleicht bist du beruflich da angekommen, wo du hinwolltest, dann kann ich es verstehen. Aber es gibt ein Leben nach dem Schlaganfall, nicht nur ein Leben davor. Such dir etwas, das du vorher gerne gemacht hast

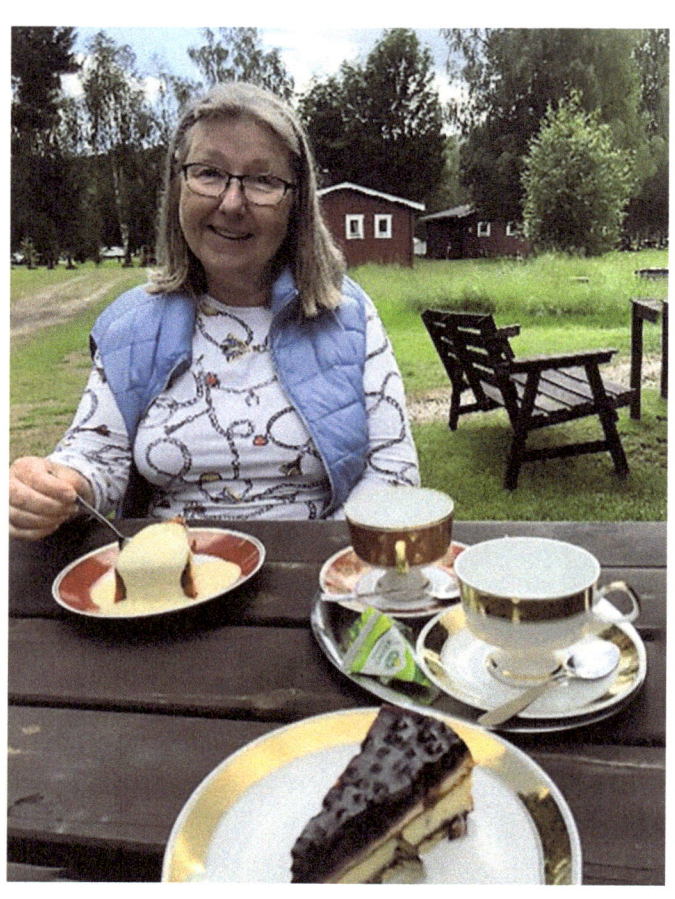

In Schweden 2023

und schau, wie es möglich ist, etwas davon in dein jetziges Leben zu integrieren. Auch wenn es nur Bruchteil ist, der heute wieder machbar ist.

Wenn du gerne gereist bist, dann schau dich um. Ein Wohnmobil macht es möglich. Du träumtest vom Pilotenschein, dann ordne deine Ferienfotos von fernen Ländern und hab Spass daran.

MEIN WEG: FUR DICH

Was ist Peerarbeit?

Eigene Erfahrungen mit Betroffenen teilen.
Wenn ein Mensch verunfallt, erkrankt oder
plötzlich mit einem Schicksalsschlag konfrontiert wird, stellen sich ihm und seinen
Angehörigen tausend Fragen. Medizin oder
Therapien können noch so gut und fundiert
sein – die Unsicherheit ist gross. Wer jedoch
selbst einst die gleiche Erfahrung gemacht
hat, kennt diese Ängste und weiss genau, wie
sich der Betroffene fühlt. So ein Begleiter
nennt man Peer. Er kann im Hier und Jetzt mit
elementaren Ideen und Antworten ermutigen.
Er richtet den Fokus aber auch in die Zukunft,
zeigt Möglichkeiten auf, leitet an zur Selbsthil-
fe, hört zu und bestärkt den Betroffenen oder
seine Angehörigen, das Erlebte zu reflektieren
und in ein sinnerfülltes, eigenverantwortliches
Leben zu führen.

Betroffene coachen Betroffene
«Experten aus Erfahrung» können noch weit-
gehend ungenutzte Ressourcen zur Förderung
von Gesundheitskompetenz und Lebensquali-

tät erfolgreich und nachhaltig vermitteln. Deshalb möchte der Verein myPeer diese Art von persönlicher Beratung und Begleitung für alle Menschen ermöglichen, die mit einer Krankheit, einer Abhängigkeitserkrankung, einer Behinderung oder einem Schicksalsschlag leben.

Fundierte Ausbildung

MyPeer bietet eine fundierte Ausbildung für erfahrene Betroffene und erfahrene Angehörige an.

Wissen zur Verfügung stellen

Ein weiteres Ziel des Projektes ist es, das Wissen der Peers auch Forschern, Studierenden, Schulen, der Polizei und weiteren interessierten Organisationen zur Verfügung zu stellen. Dies würde das Verständnis und den unvoreingenommenen Umgang miteinander fördern.

myPeer Coaches

Die Suchplattform ist eine Vermittlungsplattform für zertifizierte myPeer Coaches.

Die myPeer Coaches haben den Lehrgang zum zertifizierten myPeer Coach abgeschlossen, sind Aktivmitglied im Verein myPeer und verpflichten sich zu regelmässiger Weiterbildung und Supervision, welche vom Verein myPeer organisiert wird.

Ihr Erfahrungswissen und das theoretisch erlernte Fachwissen stellen sie anderen Betroffenen (Peer-to-Peer) Angehörigen, oder als Mitarbeitende in einer Institution, als Referenten bei Aus- und Weiterbildungen, als Mitarbeit in der Forschung oder der Industrie, in der Öffentlichkeitsarbeit oder in der politischen Arbeit zur Verfügung

Quelle: www.mypeer.ch

Welch ein Glück, dass ich in den Jahren 2012 bis 2013 die Ausbildung zum Dipl. System. Coach FBS gemacht habe und durch die zusätzliche Ausbildung seit 2022 zertifizierter myPeer Coach bin. Beide Ausbildungen zusammen sind perfekt, um jetzt für andere, für dich da zu sein. Dies gibt meinem Leben zusätzlich einen Sinn.

Es ist ungemein hilfreich, sich mit jemandem austauschen zu können, der das Gleiche erlebt hat und schon ein paar Schritte weiter ist. Mir hätte es damals geholfen, so jemanden zu haben, der diesen Weg kennt und schon gegangen ist. Jemand, der weiß, wie du dich fühlst. Jemand, der schon da ist, wo du hinmöchtest. Dieser Austausch tut gut und du kannst danach wieder Hoffnung schöpfen.

Mein Anliegen an Menschen mit Handicap

Viele Menschen möchten Menschen mit Handicap helfen, wissen aber nicht, wie. Das Ergebnis ist, dass sie gar nicht helfen. Wenn du keine Hilfe möchtest, sage das bestimmt und höflich. Sie meinen es nur gut und stecken nicht in deinen Schuhen. Ich antworte dann oft: «Nein, vielen Dank, aber im Moment brauche ich keine Hilfe. Ich sage es aber gern, wenn ich welche benötige.» Das wird gerne angenommen und du stösst niemanden vor den Kopf. Wenn du doch Hilfe benötigst, musst du auch sagen, **wie** dir geholfen werden kann. Andere Menschen können es nicht wissen und zudem bist du der Experte deines Handicaps und weisst am besten, was du brauchst.

Epilog

Inklusion verfolgt als höchstes Ziel, dass auch Menschen mit Handicap am gesellschaftlichen Leben teilnehmen können und es selbstverständlich wird, dass sie dazugehören.
Mit einer Halbseitenlähmung bist du sehr auf Barrierefreiheit angewiesen.
Die Realität sieht leider jedoch anders aus.
Denn um bei der Halbseitenlähmung zu bleiben – was braucht ein Mensch an oberster Stelle, wenn er unterwegs ist? Richtig: Rampen und Handläufe stehen hier bei den meisten Personen ganz oben. Und die Handläufe sollten möglichst beidseitig sein, denn man muss ja die Treppe auch wieder hinuntergehen. Leider fehlen diese Dinge sehr, sehr häufig.
Zwischendurch ist Inklusion immer mal im Gespräch seitens der Regierung. Alle sind dann stolz, wieder einmal daran gedacht zu haben, dass es ja auch noch die Menschen mit Handicap gibt. Aber dann passiert nichts mehr.
Allein in der Schweiz gibt es jährlich bis zu 16.000 neue Fälle, und die häufigste Ursache

einer Langzeitbehinderung bei Erwachsenen ist ein Schlaganfall oder eine Hirnblutung.

Ich wünsche mir, dass dieses Buch in erster Linie dazu beiträgt, Betroffenen wieder Mut zu geben, und zusätzlich möchte ich auf die Defizite und Schwierigkeiten aufmerksam machen, die ein Leben nach einem Schlaganfall oder einer Hirnblutung mit sich bringt.

Ich freue mich über viele Rückmeldungen und melde dich sehr gern bei Fragen.
Alles Liebe für dich.

Ruth

Danke

Danke an alle, die mich unterstützen.
Mein innigster Dank geht an meinen Mann, der immer an meiner Seite war und ist. Er ist bei mir geblieben, obwohl er auch einiges nicht mehr so machen kann, wie er es vielleicht geplant hat. Letzteres ist nur eine Vermutung von mir. Frank, ich liebe dich, mein Schatz.
Ich danke auch meinen Kindern von Herzen. Jann, der mich trotz seiner eigenen schwierigen Lebenslage unterstützt hat, und Tamara, die trotz ihrer vielen Arbeit für mich da war. Ich habe euch lieb.
Danke an diese vier lieben Menschen, die mich gefahren oder uns bekocht haben, gell, Inge und Beat sowie Maria und Walter.
Und natürlich Yvonne und Markus in Portugal, die uns immer mit einem Rundum-Sorglos-Paket empfangen. Danke.
Erwähnen möchte ich auch meinen Hausarzt Herrn Dr. Enggist, der mir vieles ermöglicht hat. Herzlichen Dank für alles.

Eure Ruth

Glossar

Aphasie

Die Aphasie ist eine erworbene Sprachstörung. Aphasiker können sich schlecht ausdrücken und oft nur schwer verstehen, was andere sagen. Eine Aphasie entsteht durch die Schädigung bestimmter Hirnareale etwa durch einen Schlaganfall, ein Hirntrauma oder einen Gehirntumor.

Aphasiker können sich sehr schwer ausdrücken und verstehen oft nur schwer was andere sagen. Dem Aphasiker nicht das Wort aus dem Mund nehmen. Sie können oft mehr verstehen, wenn man in einfachen Sätzen spricht. Sie haben auch Angst das man sie nicht versteht. Menschen, die an einer Aphasie leiden, haben oft Angst vor sprachlichen Fehlern und trauen sich deshalb nicht, zu sprechen. Andauerndes Korrigieren verstärkt diese Angst.

Quelle: www.netdoktor.ch

Apraxie

Bei der Apraxie ist die Ausführung von komplexeren Bewegungsabläufen wie die Haare zu kämmen oder Briefe zu öffnen gestört. Die dafür notwendige Motorik beziehungsweise die einzelnen Bewegungen (wie Arm auf Kopf-höhe anheben) sind dagegen nicht beein-trächtigt. Die Apraxie tritt oft bei einer Schä-digung der linken Hirnhälfte auf.

Apraxie-Patienten können sich nicht bewusst zielgerichtet bewegen. Deshalb ist es Ihnen un-möglich, Gebrauchsgegenstände wie Besteck, Gläser oder Flaschen richtig zu nutzen. Das Zu-sammenspiel von Wahrnehmung und willkür-lichen Bewegungen (Sensomotorik) ist jedoch nicht gestört. Es gibt auch keine Aufmerksam-keits- oder Verständnisprobleme. Die Apraxie zeigt sich meist nach einem linksseitigen Hirn-schaden, etwa durch einen Schlaganfall.

Quelle: www.netdoktor.ch

Ataxie

Der Begriff Ataxie bezeichnet eine gestör-te Koordination der Bewegung. Das betrifft sowohl die Grobmotorik (zum Beispiel das Gehen) als auch die Feinmotorik (etwa das Schreiben).

Ataxie ist der Oberbegriff für unterschiedliche

Störungen der Koordination von Bewegungen. Solche Störungen treten bei zahlreichen Erkrankungen auf. Meist lässt sich eine Ursache finden, Behandlungsmöglichkeiten sind aber oft begrenzt. Kommt die Bewegungsstörung plötzlich, handelt es sich um einen medizinischen Notfall.

Quelle: www.netdoktor.ch

Hemiparese

Eine Hemiparese ist eine Lähmung einer Körperhälfte, bei der noch eine Restaktivität vorhanden sein kann. Eine Hemiparese entsteht durch Schädigungen im Gehirn, wie bei einem Schlaganfall oder durch einen Unfall. Es kommt zu einer Verminderung der Kraft in Gesicht, Arm und Bein in einer Körperhälfte.

(Definition lt. www.schlaganfallbegleitung.de/)

Neglect

Bei einem Neglect ist die Wahrnehmung der betroffenen Körperseite gestört. Dadurch vernachlässigen Betroffene zum Beispiel akustische oder optische Reize.

(Definition lt. www.schlaganfall-hilfe.de/)

Ein Neglect (auch Neglect-Syndrom oder englisch «neglect syndrome») ist eine durch einen Hirnschaden ausgelöste neurologische Störung. Meist ist ein Neglect die Folge eines Schlaganfalls.

Der Begriff geht auf das lateinische Wort «neglegere» zurück, das «nicht wissen» oder «vernachlässigen» bedeutet. Denn die Betroffenen nehmen per Definition eine Seite ihres Körpers und ihrer Umgebung nicht mehr wahr bzw. «vernachlässigen» sie. Dabei handelt es sich immer um die Seite, die der geschädigten Hirnhälfte gegenüberliegt. Da die rechte Hirnhälfte deutlich häufiger von einem Hirnschaden betroffen ist als die linke, tritt ein Neglect meist an der linken Körperseite auf.

Was passiert beim Neglect?
Bei Neglect-Patienten sind die Sinnesorgane wie Augen, Ohren und Haut sowie die Nervenbahnen der betroffenen Körperseite vollkommen intakt. Sie funktionieren normal und senden ihre Signale ans Gehirn. Dort liegt das Problem: Das Gehirn ist nicht in der Lage, die Signale der Sinnesorgane zu bewussten

Eindrücken zu verarbeiten – man spricht von einer gestörten sekundären Wahrnehmung. Diese bewirkt, dass die Patienten die betroffene Körperseite vernachlässigen. Sie sehen, hören und fühlen dort nichts. Manchmal reagieren sie selbst bei Schmerzen auf dieser Seite nicht oder nur verzögert.

Meist bemerken die Betroffenen einen Neglect nicht einmal, da sie die entsprechende Körperhälfte vollständig ausgeblendet haben. Es ist ihnen zwar möglich, die Aufmerksamkeit gezielt auf die betroffene Körperhälfte zu richten. Dann rückt diese auch wieder ins Bewusstsein. Dazu müssen die Patienten jedoch aufgefordert werden, von selbst geschieht es nicht.

Neglect: Formen und typische Symptome

Bei einem akuten Neglect drehen die Betroffenen Augen und Kopf meist in Richtung der geschädigten Gehirnhälfte. Typisch für einen Neglect ist auch, dass die Patienten eine Körperseite wesentlich stärker nutzen als die andere.

Ein Neglect betrifft in der Regel einzelne,

manchmal aber auch alle Sinnesorgane und Regionen einer Körperseite. Je nachdem, welche Bereiche betroffen sind, unterscheidet man verschiedene Formen des Neglects:

- <u>Visueller Neglect:</u> Die Betroffenen sehen nichts mehr mit dem Auge der beeinträchtigen Körperhälfte. Ihr Gesichtsfeld beschränkt sich auf den Ausschnitt der gesunden Körperseite.

- <u>Auditorischer oder akustischer Neglect:</u> Die Patienten hören auf der Neglect-Seite nichts und reagieren deshalb nicht, wenn man sie aus dieser Richtung anspricht. Ausserdem haben sie Schwierigkeiten zuzuordnen, woher Geräusche kommen.

- <u>Somatosensibler Neglect:</u> Betroffene reagieren nicht oder verspätet auf Berührungen oder Schmerzen an der vom Neglect betroffenen Körperseite. Die Berührung oder den Schmerz verorten sie oft auf der nicht betroffenen Seite.

- <u>Motorischer Neglect:</u> Die Patienten nutzen die willentlich steuerbaren Muskeln auf der betroffenen Seite kaum oder gar nicht. Unbewusste Bewegungen wie Blinzeln oder Kauen funktionieren aber meist.

- <u>Olfaktorischer Neglect:</u> Dabei nehmen die Patienten keine Gerüche in der Umgebung der betroffenen Körperseite wahr.

Neglect-Patienten haben meist ein eingeschränktes Gesichtsfeld. Deshalb nehmen sie ihre Umwelt nur zur Hälfte wahr. Das äussert sich zum Beispiel beim Essen, wenn eine Seite des Tellers nicht geleert wird. Oft stossen die Betroffenen auch immer wieder mit Arm oder Bein der betroffenen Körperseite an. Viele schminken oder rasieren ausserdem nur eine Gesichtshälfte.
Ein Neglect beeinflusst auch die visuelle Erinnerung: Wenn Betroffene zum Beispiel bekannte Orte, Menschen oder Gegenstände beschreiben oder zeichnen, malen sie nur

eine Hälfte. Und zwar auch dann, wenn sie das jeweilige Motiv bereits kannten, bevor der Neglect auftrat. Man bezeichnet dies als repräsentationalen Neglect.

Neglect: Ursachen und Risikofaktoren

Die Hirnschäden, die zu einem Neglect-Syndrom führen, beruhen meist auf einem Schlaganfall. Dieser entsteht entweder durch eine Durchblutungsstörung (ischämischer Schlaganfall) oder aber Einblutung (hämorrhagischer Schlaganfall oder Hirnblutung) in bestimmten Hirnarealen. Seltener sind Gehirntumoren und Demenzerkrankungen wie Alzheimer für einen Neglect verantwortlich. Ein Neglect tritt vor allem dann auf, wenn die rechte Hirnhälfte geschädigt wurde. Deshalb vermuten Neurologen, dass diese Hälfte des Gehirns wichtiger ist für die Verarbeitung von Sinnesreizen als die linke. Dafür spricht auch, dass die rechte Hirnhälfte einen Ausfall der linken oft teilweise auszugleichen vermag, während dies umgekehrt nicht möglich ist.

Quelle: www.netdoktor.ch

Literaturtipps

Hier findest du eine kleine Liste lesenswerter
Bücher:

**Ein Schnupfen hätte auch gereicht: Meine
zweite Chance**
Gabi Köster und Till Hoheneder
2012, FISCHER Taschenbuch

Tsunami im Kopf
Flachgelegt von einer Hirnblutung. Aber ich
hol mir mein Leben zurück.
Max Sprenger
2019, adeo Verlag
(Ein 14jähriger Junge beschreibt seinen Weg
nach einer Hirnblutung.)

**... trotzdem Ja zum Leben sagen: Ein
Psychologe erlebt das Konzentrationslager**
Viktor E. Frankl
2018, Penguin Verlag
(Viktor E. Frankl ist der Erfinder der Logopä-
die. Das ist ein hartes Buch. Ich habe daraus
viel Kraft gewonnen, um weiterzuleben. Dies

blieb mir im Gedächtnis: «Die Welt ist jetzt gerade nur schwarz, aber es kann sich wieder ändern.»)

Kontakte

Schweizer Paraplegiker-Zentrum
Guido-A.-Zäch-Strasse 1
Nottwil
6207 Lucerne
Schweiz
Telefon +41 93 95 454
www.paraplegie.ch

Verein myPeer
Lctzwilstrasse 31
4900 Langenthal BE
Schweiz
Telefon +41 79 326 73 81
E-Mail info@mypeer.ch
www.mypeer.ch

Fragile Suisse
Für Menschen mit Hirnverletzung und
Angehörige
Badenerstrasse 696
8048 Zürich
Schweiz
Telefon +44 360 3060

E-Mail info@fragile.ch
www.fragile.ch

Quellenangaben

Die Quellen von Zitaten und medizinischen
Erklärungen sind an den jeweiligen Stellen im
Text genannt.

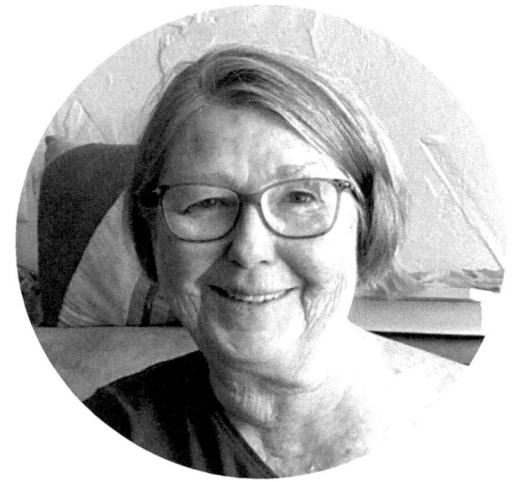

Ruth Wieser

Über die Autorin

Ruth Wieser ist das zweitälteste von vier Kindern. Aufgewachsen ist sie vor gut sechzig Jahren auf dem Land im Kanton Bern in der Schweiz.
Wie in vielen Familien stand damals die Arbeit im Vordergrund. Ausser religiösen Büchern gab es für die Kinder nur Schulbücher.
Im Alter von ca. neun Jahren beschloss Ruth, irgendwann selbst ein Buch zu schreiben.
Durch eine Hirnblutung im Jahr 2018 änderte sich Ruths Leben von heute auf morgen.
Da sie damals Bücher wie dieses vermisste, fasste sie den Entschluss, dieses Buch zu schreiben und somit wurde ihr Kindheitstraum Realität.
Dieses Buch ist ihr absolutes Herzensprojekt und es soll Betroffenen und Angehörigen Mut machen.
Ruth lebt heute noch in der Schweiz und ist als Coach in der Begleitung Betroffener tätig. Ansonsten verbringt sie ihre Zeit am liebsten mit ihrem Mann im Wohnmobil auf Reisen.